RÉTRÉCISSEMENTS

DE L'URÈTHRE

Traitement par l'Electrolyse linéaire

PAR

LE Dr ISSAURAT

Médecin du Dispensaire pour les Enfants du 9e Arrondissement
Membre de la Commission des Logements insalubres
de la Ville de Paris

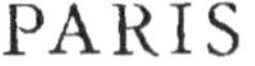

PARIS
CHEZ L'AUTEUR
27, rue Drouot, 27

1894

RÉTRÉCISSEMENTS

DE L'URÈTHRE

Traitement par l'Electrolyse linéaire

PAR

Le Dr ISSAURAT

Médecin du Dispensaire pour les Enfants du 9e Arrondissement
Membre de la Commission des Logements insalubres
de la Ville de Paris

PARIS
CHEZ L'AUTEUR
27, rue Drouot, 27

1894

DU MÊME AUTEUR

Le Sinus uro-génital. Son développement, ses anomalies, 1888. Oct. Doin, éditeur, 8, place de l'Odéon. Ouvrage auquel la Société d'Anthropologie a décerné le prix Godard.

Le muscle pré-sternal. Observations d'anomalie réversive. Bulletins de la Société d'Anthropologie.

Arrêt complet de développement chez une fille de 9 ans. Bulletins de la Société d'Anthropologie, 1892.

OUVRAGE DE M. ISSAURAT PÈRE

Les alarmes d'un père de famille, suscitées, expliquées, justifiées et confirmées par lesdits, faits et gestes de M. Dupanloup et autres, 2e édition, chez Félix Alcan, boulevard Saint-Germain, 108 . . . . 1 fr.

Moments perdus de Pierre Jean. Observations, réflexions, objections, pensées et rêveries antipolitiques, antiphilosophiques, antimorales, anti... tout ce que l'on voudra. Chez Félix Alcan, boulevard Saint-Germain, 108. . . . . 3 fr.

Notes et impressions politiques de Paul-Jacques Bonhomme. Son journal de septembre 1870 à février 1871. Chez Doin, éditeur, place de l'Odéon, 8 . . . . 3 fr.

Il y a fagot et fagot, à propos de l'instruction gratuite, obligatoire et laïque, 2e édition. Chez Doin, éditeur, place de l'Odéon, 8. . . . . 1 fr.

La pédagogie, son évolution et son histoire. — Bibliothèque des sciences contemporaines. — Chez C. Reinwald, rue des Saint-Pères, 15. . . . . 6 fr.

Diderot pédagogue. Conférence. — Chez Reinwald, rue des Saint-Pères, 15. . . . . 0 fr. 50

L'éducation d'un géant. Conférence. — A la librairie de la *Revue socialiste*, rue Chabanais, 10.

RÉTRÉCISSEMENTS

DE L'URÈTHRE

Traitement par l'Electrolyse linéaire

Le traitement des rétrécissements de l'urèthre par l'électrolyse linéaire (procédé de Fort) a donné lieu à des controverses sans fin, à d'acerbes polémiques : pour les uns, le procédé était merveilleux, pour les autres, impuissant ou dangereux; d'une part, la méthode était défendue avec des accents de vérité et de sincérité indéniables; d'autre part, elle était combattue par des spécialistes qui font autorité en la matière. Si bien que le praticien se trouvait dans l'impossibilité absolue de se faire une opinion.

Il ne lui restait plus qu'une ressource pour éclairer sa religion, c'était d'expérimenter lui-même et de connaitre, par son expérience propre, la valeur du procédé.

Le hasard m'ayant mis en rapport avec un malade atteint de rétrécissement, je crus l'occasion bonne pour employer chez lui l'électrolyse linéaire, sachant bien que l'opération, par sa bénignité, ne pouvait nuire au malade dans le cas où elle ne serait pas suivie de succès.

Agé de trente-cinq ans, mon malade, mécanicien employé à la Pharmacie Normale, jouit d'une excellente santé, mais il est atteint d'un rétrécissement qui date de son séjour au régiment, il y a onze ans. Forcé d'entrer à l'hôpital militaire, il est soigné par un médecin major qui pose le diagnostic de rétrécissement et, après l'avoir sondé à plusieurs reprises, lui conseille l'uréthrotomie interne.

Il sort cependant de l'hôpital sans être opéré et continue l'usage des sondes qu'il se passe lui-même.

Bientôt il voit son état empirer; peu à peu le rétrécissement augmente; il éprouve toutes les demi-heures le besoin d'uriner, l'urine sort goutte à goutte ou en jet filiforme qui tombe sur les pieds; il finit par ne plus pouvoir se sonder, et c'est dans cet état qu'il vient me demander conseil.

Il n'a pas de goutte militaire.

Je l'examine et je trouve un rétrécissement de 2 millimètres de diamètre, situé à 14 centimètres du méat urinaire. Le malade accepte l'offre qui lui est faite de le traiter par l'électrolyse linéaire, et mon excellent ami le docteur Gaudin veut bien m'aider dans cette opération.

Je commence par injecter dans la vessie une solution d'acide borique à 4 0/0 jusqu'au moment où le malade manifeste le besoin d'uriner. Après l'avoir laissé satisfaire ce besoin, j'applique la plaque portant l'électrode positive sur la cuisse, le plus près possible de la verge sans toucher aux bourses. J'introduis l'électrolyseur dont la lame s'arrête au point rétréci et je le mets en communication avec l'électrode négative.

En faisant manœuvrer le manipulateur de la pile, le galvanomètre m'indique le passage d'un courant de 20 milliampères et, en exerçant une très légère pression sur l'extrémité de l'électrolyseur, le rétrécissement est franchi au bout de deux minutes environ. Je retire l'instrument en exerçant une traction très légère et en ayant soin de ne pas lui imprimer de mouvement de retation sur lui-même pour que la lame puisse ressortir par le sillon qu'elle a creusé en entrant.

Pendant l'opération, nous avons remarqué l'issue au méat d'un peu de liquide spumeux.

Il ne s'écoule pas une seule goutte de sang. Le malade dit n'avoir ressenti qu'un léger picotement sur la cuisse au niveau de la plaque et cependant il n'a pas été cocaïné.

Après avoir retiré l'électrolyseur, je passe sans difficulté la bougie n° 22.

Je procède au lavage de l'urèthre en injectant dans la vessie une certaine quantité d'eau boriquée et je dis au malade de se lever et d'uriner; après quelques secondes d'hésitation, il rend le liquide injecté et sa satisfaction égale seule son étonnement, car le jet est énorme et fait dans le vase un bruit que le malade n'avait plus l'habitude d'entendre depuis longtemps.

Le soir même, il reprenait ses fonctions de mécanicien et n'a pas eu un seul instant de fièvre.

Depuis *deux ans* que ce malade a été opéré, il n'a plus éprouvé la moindre gène dans sa miction qui est toujours parfaite.

La guérison se maintient; j'ai voulu savoir, à deux reprises différentes, ce que devenait ce malade : il y a six mois, c'est-à-dire un an et demi après l'intervention, la bougie n° 22 passait facilement, et il y a quelques jours j'introduisais sans peine la même bougie.

Je ne fais pas de théorie, je constate un fait, un résultat bien tangible, bien palpable, et qu'aucun raisonnement ne peut détruire.

J'ai eu depuis l'occasion de recommencer souvent cette opération et toujours avec succès; la guérison sera-t-elle, dans tous les cas, définitive? je ne sais. Mais l'uréthrotomie interne n'a pas le privilège de donner une guérison permanente : j'ai électrolysé, en décembre dernier, un malade qui avait subi, il y a trois ans, l'uréthrotomie interne à la maison Dubois, et ici encore j'ai obtenu un heureux résultat.

En supposant, très gratuitement, que l'électrolyse linéaire, comme l'uréthrotomie interne, ne procure qu'une guérison quelquefois temporaire, quel parallèle peut-on établir entre l'opération sanglante qui présente certains dangers et force le malade à un séjour au lit et cette intervention simple, sans danger aucun, qui ne fait pas souffrir et qui laisse le malade libre dans ses occupations?

Je crois donc que l'électrolyse linéaire est la méthode qui doit être employée dans la plus grande majorité des cas.

24—94. — Paris, imp. J. Kugelmann, 12 rue de la Grange-Batelière.

www.ingramcontent.com/pod-product-compliance
Lightning Source LLC
LaVergne TN
LVHW050520160826
845677LV00004B/1236

* 9 7 8 2 3 2 9 6 1 9 0 1 9 *